AF501101

HYGIÈNE MÉDICALE

OU

Méthode d'Exercices libres

DE GYMNASTIQUE

Facile à employer partout sans Appareils
et devant contribuer
à faire vivre longtemps en bonne santé

SYSTÈME POUR LES DEUX SEXES ET POUR TOUS LES AGES

PAR

ALEXANDRE IVANOFF

Professeur de Gymnastique et Spécialiste de Massage

271, RUE SAINT-HONORÉ — PARIS
De 2 à 4 heures du soir

PARIS

IMPRIMERIE CHARLES SCHLAEBER
257, Rue Saint-Honoré, 257

1887

PRÉFACE

Monsieur,

Vous me demandez ce que je pense de cette petite brochure pour la présenter au public. Mon sentiment est que vous travaillez de votre mieux à vulgariser les principes de la physiologie, et que grâce à la longue pratique que vous avez du massage et de la gymnastique, dont vous vous servez pour ramener la santé dans les cas d'affaiblissement musculaire, les névralgies de toutes sortes, et les affections articulaires notamment, vous êtes à même de rendre de très grands services au public. D'ailleurs, la nature prévoyante ne nous a-t-elle pas presque toujours mis le remède à côté dn mal? Vous l'avez fort bien compris ; et des milliers de témoignages, émanant d'autorités incontestables, sont là pour en faire foi. Aussi, je ne doute pas que le public ne réponde à votre appel et ne s'en trouve bien, surtout en vous appuyant sur les conseils des médecins qui compléteront votre méthode, à la satisfaction des malades qui vous seront confiés. Vous prouverez par là que les remèdes de l'hygiène dominent tout l'arsenal de l'antique pharmacopée !

Croyez, Monsieur, à l'assurance de mes sentiments les plus distingués.

Dr Aug. BRÉTHES
de la Faculté de Paris.

Paris, 9 mars 1887.

INTRODUCTION

On sait que nous produisons des mouvements au moyen des muscles ; ceux-ci sont des faisceaux musculaires insérés sur deux os réunis par des articulations. Quand le muscle se contracte, il se raccourcit, et alors les os se rapprochent l'un de l'autre; c'est le principe général de tous les mouvements de notre corps.

Un grand nombre de divers gros muscles réunissent le squelette de la tête, du tronc, des membres supérieurs et inférieurs, pour les mouvoir dans tous les sens et satisfaire à tous les buts.

Si l'on considère un muscle, il a au premier abord l'apparence d'un morceau de viande rouge ; mais en l'examinant de près, on remarque qu'il est formé d'un grand nombre de petits et longs faisceaux, qui peuvent eux-mêmes se décomposer en un nombre immense de fibres à peine perceptibles à l'œil nu (fibres musculaires). Si l'on met sous le microscope l'une de ces fibres, on trouvera qu'elle est composée d'une enveloppe très mince, à l'intérieur de laquelle on observe un grand nombre de fibres excessivement fines, placées les unes auprès des autres : ce sont les fibrilles primitives ; et ces dernières, sous un très fort grossissement, laissent voir qu'elles ne sont autre chose que l'enchaînement d'éléments simples.

On trouve, en outre, dans un muscle un grand nombre de tubes dermiques de très forte consistance (vaisseaux sanguins, artères, nerfs) qui, se ramifiant de plus en plus, deviennent invisibles à l'œil nu; au microscope on les aperçoit sous la forme de petits vaisseaux très fins, qui entourent comme un réseau chaque fibrille musculaire : finalement on voit aboutir, dans chacune de ces dernières fibrilles, une fibre nerveuse très fine qui, en se réunissant avec d'autres fibres qu'elle rencontre dans son parcours, en arrive à former de plus gros troncs qui sont les nerfs, et qui eux-mêmes peuvent être suivis jusqu'à leur point d'origine dans la moelle épinière.

Un muscle qui travaille, qui fonctionne, présente donc un tableau des plus merveilleux : d'un côté, des milliers de fibres fines et élastiques, se contractant et s'étendant successivement, et d'un autre des milliers de petites fibres nerveuses, amenant à chaque fibre musculaire une excitation produite par le cerveau et transmise par la moelle épinière : sans ce double accord tout mouvement serait impossible. On aperçoit, en outre, des milliers de petits vaisseaux dans lesquels nagent d'innombrables globules nourrissants.

On comprend facilement qu'une pareille activité, exigée par le mouvement d'un muscle, ne puisse être produite qu'à la condition d'une grande agglomération des tissus dont sont formés les muscles.

Si l'on veut éviter la paralysie du muscle, il faut renouveler continuellement les tissus dépensés par le travail, et ce résultat est obtenu par la circulation du sang, dont les canaux décrits plus haut baignent tous les muscles.

Le cœur est l'organe principal de la circulation : c'est un muscle creux divisé en quatre cavités, deux inférieures (ventricule droit et gauche), deux supérieures (oreillette droite et gauche), représentant à peu près la forme d'un cône dont la base est en haut. Il est placé dans la poitrine, vers sa partie moyenne, un peu plus à gauche qu'à droite. C'est lui qui est le centre du phénomène capital de la vie, dont l'expression est le mouvement circulatoire. Le sang est porté par les artères du cœur à tous les organes, et retourne, par les veines, de tous les organes au cœur. Admirable mécanisme, dont le moindre dérangement compromet la santé, et dont tous les efforts humains doivent s'appliquer à régler la marche par les principes d'une hygiène aussi simple que pratique.

Pour entretenir la vie, l'homme a besoin de puiser des matériaux nécessaires à la formation du sang. Ces éléments nous sont fournis par les aliments, et c'est l'appareil digestif qui est chargé d'effectuer leur transformation. C'est un appareil composé de plusieurs organes, tels que : la bouche, le pharynx, l'œsophage, l'estomac, l'intestin grêle et le gros intestin, et qui peut avoir une longueur cinq fois aussi grande que celle de l'homme.

Les aliments sont triturés et broyés dans la bouche entre les mâchoires, et se trouvent en même temps imprégnés de salive et réduits en une pâte molle et ductile (bol alimentaire) ; ils pénètrent ensuite dans les différents canaux qui constituent les voies digestives, et, poussés par les fibres musculaires qui entrent dans la constitution des parois du tube digestif entier, les aliments pénètrent dans l'estomac et de là dans les intestins, qui, au moyen de leurs parois, les poussent toujours plus loin.

L'estomac chez l'homme a la forme d'un sac composé de plusieurs tuniques ; la tunique interne, muqueuse, est épaisse et criblée de petites ouvertures communiquant avec des glandes qu'on appelle follicules gastriques, et qui sont chargées de sécréter le suc gastrique, qui est un des produits les plus nécessaires à la digestion. Imprégné du suc gastrique et séjournant dans l'estomac pendant un laps de temps plus ou moins long, le bol alimentaire passe dans le duodénum, où il est de nouveau imprégné et mêlé aux produits de sécrétion de la muqueuse intestinale et aux produits qui sont sécrétés par le foie et le pancréas, dont les conduits extérieurs viennent déboucher dans cette portion ; les produits sont le suc pancréatique et la bile.

Par l'action dissolvante de ces divers sucs, le bol alimentaire est modifié de telle manière, qu'une partie est apte à être absorbée par la masse énorme de vaisseaux qui se trouvent dans l'intestin grêle et qui, formant des branches de plus en plus grosses, versent leur contenu, c'est-à-dire le suc nourricier, dans une des artères principales, qui, à leur tour, les versent dans le cœur droit (1).

Le sang, qui arrive maintenant dans le cœur, est assez riche en produits nécessaires à la nutrition de notre corps, mais il lui manque le facteur principal : l'oxygène, sans lequel aucun échange ne pourrait avoir lieu.

(1) Les glandes sont des petits organes diversenent conformés, qui sécrétent divers sucs et s'emparent du sang qui circule autour d'elles, ainsi que de certains fluides, tels que la salive, le suc gastrique, la bile, etc., etc. Il y a des glandes simples et complexes.

Le sang reçoit l'oxygène des poumons par le fait de la respiration.

Les poumons (le poumon gauche et droit) sont composés d'une grande masse de vésicules aériennes, groupées les unes auprès des autres, qui sont en communication avec les dernières ramifications des voies aériennes (les bronches); les poumons remplissent la cage thoracique et sont presque adhérents à ses parois au moyen d'une membrane très fine qui les tapisse (1).

A l'inspiration la cage thoracique s'étendant et se dilatant à la suite des mouvements des côtes, chaque vésicule subit la même action, et alors l'air extérieur pénètre par les voies aériennes et leurs ramifications; mais la cage thoracique se resserrant, les vésicules reprennent leur volume initial, étant de plus en plus pressées les unes par les autres; l'air contenu reprend son chemin par les voies aériennes, et c'est là l'acte de l'expiration.

Le cœur droit envoie le sang aux poumons, en le distribuant de telle manière que chaque vésicule pulmonaire est entourée d'un réseau capillaire sanguin.

Lorsque, par le fait de l'inspiration, l'air a pénétré dans une de ces vésicules, le sang qui s'y trouve s'empare de son oxygène et lui donne en échange de l'acide carbonique qui est rejeté par l'expiration.

Le sang, qui maintenant est devenu complètement apte à la nutrition du corps, s'amasse à l'intérieur des poumons dans des vaisseaux d'un plus grand calibre, et se jette dans le cœur gauche, qui l'envoie de nouveau, ainsi régénéré, aux divers organes de la manière que nous avons expliqué plus haut.

Les produits inutiles à la nutrition de notre corps, et les excédents des sucs élaborés pendant la digestion (bile, etc.),

(1) La cage thoracique est formée par des os réunis les uns aux autres au moyen de muscles et d'articulations : la colonne vertébrale, les douze côtes, le sternum, les clavicules. Séparée de la cavité abdominale par le diaphragme, la cage thoracique devient un grand muscle plat, très actif pendant la respiration.

sont expulsés par le rectum. Les produits solubles, qui, par leur séjour dans le corps pourraient être nuisibles, ainsi que l'eau superflue, sont éliminés par les reins (urines) et par la surface de la peau, au moyen des millions de glandes sudoripares qu'elle possède.

Considérons de nouveau les phénomènes qui se présentent pendant le fonctionnement des muscles : le raccourcissement et l'allongement du muscle se fait par la contraction et la rétraction de milliers de petites fibres ; les produits employés à ces actions sont empruntés au sang, qui afflue par les contractions du cœur, et qui est élaboré par des millions de glandes appartenant aux organes de la digestion.

La poitrine se soulève et s'abaisse énergiquement pour donner au sang son oxygène nécessaire, et en même temps la peau et les reins éliminent les produits inutiles.

Tous ces organes fonctionnent simultanément et sont dirigés par le cerveau et la moelle épinière, communiquant avec ces derniers au moyen de nerfs qui, comme des fils télégraphiques, leur transmettent leur activité harmonique et utile.

Sachant maintenant que le travail de n'importe quel organe ne peut s'effectuer sans la consommation de produits, que toute la santé de l'homme est basée sur leur compensation continuelle, on comprend assez bien, par les descriptions précédentes, le rôle que le travail des muscles joue dans l'échange des produits, et la manière dont le fonctionnement de ces muscles régularise les rapports qui existent entre leur absorption et leur élimination.

Les muscles possèdent encore une autre faculté qui est d'une très grande importance pour tout le corps.

Dans l'état de repos d'un muscle la consommation des produits est très minime, tandis que dans l'état de fonctionnement elle est au contraire à son maximum. Le fonctionnement amène donc au muscle une telle quantité de produits qu'il en a non-seulement assez pour compenser la consommation momentanée, mais encore en réserve pour son propre développement. Au moyen d'exercices répétés, le nombre des fibres composant le muscle augmente notoirement, et de cette manière le muscle entier devient plus gros et de plus en plus capable deremplir ses fonctions.

On voit donc par là la grande importance des exercices musculaires ; ainsi, dans l'acte de la respiration, on trouve de nouveau comme base les muscles qui meuvent les côtes et dilatent la cage thoracique.

Des précédentes considérations il résulte, d'une façon assez évidente, que l'activité produite par les différents groupes de muscles est très nécessaire à notre corps.

Mais celui que l'occupation empêche de faire ces mouvements, doit fournir aux muscles leur exercice nécessaire, quel que soit le moyen qu'il emploie. C'est par la gymnastique que se fait le travail méthodique de tous les groupes musculaires. *Croire que la gymnastique ne puisse être l'apanage exclusif que des organes bien portants, est une fausse supposition, qui influence malheureusement beaucoup de gens, et principalement les personnes âgées et les malades. Nous ne conseillons pas la gymnastique uniquement aux personnes qui peuvent faire usage de tous les exercices demandés par la force musculaire : l'habileté, l'énergie, et les grands efforts, mais encore aux malades, pour lesquels il existe aussi une grande quantité d'exercices (qui feront le sujet des lignes qui suivent), que l'on peut faire varier selon l'état des forces : lentement, assez lentement, etc.,* et qui peuvent, en exerçant les différents groupes musculaires, amener au malade, tant par leur variation que par leur but, plus de bien-être que la simple promenade. *Il faut en excepter les malades dont l'état demande un repos absolu, tels que : les fiévreux, les cardiaques.*

Quand les personnes malades seront convaincues de l'utilité de la gymnastique rationnelle, et qu'ils l'apprécieront, ils la continueront même quands ils seront guéris, et alors le but de nos efforts sera atteint, surtout si ceux qui ont ressenti les bienfaits de ce traitement si simple en continuent chaque jour l'emploi modéré.

Gymnastique hygiénique en Chambre

EXERCICES SANS APPAREILS

APPROPRIÉS AUSSI BIEN A LA CONSERVATION DE LA SANTÉ QU'AUX CONVALESCENTS

Recommandations générales

1. — Aucun malade ne doit faire de gymnastique sans l'avis du médecin.

2. — La chambre dans laquelle on fera les exercices devra être au préalable aérée à fond. C'est précisément le gymnasiarque qui a besoin d'air très pur.

3. — Les vêtements doivent être aisés et légers. Après les exercices, et pendant les repos, il faudra se couvrir plus chaudement.

4. — Le temps à employer aux exercices doit être limité par la fatigue. Le commençant fera bien, même s'il ne se sent pas fatigué, de prendre un peu de repos entre chaque exercice ; plus tard on ne s'arrêtera que quand on se sentira atteint par les premières marques de fatigue, et l'on ne reprendra les exercices qu'après un court repos. Dès qu'on deviendra plus exercé, on pourra travailler plus longtemps et se reposer moins souvent et moins longtemps.

5. — Après la séance, il faudra se reposer convenablement avant de quitter la chambre.

6. — On ne doit pas faire de gymnastique avec l'estomac plein, c'est-à-dire peu de temps après avoir mangé.

7. — Autant que possible, les exercices doivent être quotidiens.

8. — On recommande spécialement de faire les exercices en société, à cause du contrôle réciproque et de l'émulation.

Recommandations spéciales

1. — Chaque exercice doit être pratiqué tranquillement, sans hâte, en mesure, et d'une façon aussi élégante que possible. Si on travaille seul, on fera bien de regarder de temps à autre dans la glace, pour pouvoir critiquer soi-même ses propres mouvements.

2. — Les divers exercices doivent se faire au commandement à haute voix. Si plusieurs personnes opèrent en même temps, l'une d'elles, qui est plus avancée, — un moniteur, — se charge du commandement et du contrôle de la bonne exécution. Celui qui travaille seul, se donne à lui-même les ordres à haute voix. Par ce moyen, on assure une plus grande précision aux différents mouvements.

3. — Il faudra suivre, au commencement, l'ordre des exercices indiqués ci-après, et il faudra en étudier quelques-uns chaque jour ; quand on les saura mieux, chacun sera libre de choisir ceux qui lui conviendront le mieux, pour les travailler plus particulièrement. Les exercices qui servent à développer graduellement une poitrine faible sont marqués d'un astérisque (*), et ceux qui conviennent le mieux aux personnes affligées d'organes paresseux (d'hémorroïdes, d'embonpoint, etc., etc.), d'une croix (+).

4. — Le nombre de fois qu'on devra répéter chaque exercice dépend de l'état des forces et devra être augmenté en proportion de l'adresse acquise.

5. — Les divers exercices se tiennent ; c'est pourquoi on devra répéter, à chaque nouvel exercice, les commandements déjà connus. Les exercices nouveaux sont marqués en caractères différents plus forts, et il suffira, pour ceux qui sont exercés, de s'en contenter ultérieurement pour les commandements.

EXERCICES TRÈS FACILES A FAIRE

MÊME CHEZ SOI

Et qui ne demandent que peu d'efforts

Presque tous les exercices de ce groupe doivent être exécutés lentement, c'est pourquoi il faudra traîner sur le mot de commandement presque toujours aussi longtemps qu'on exécutera le mouvement. (Le — e — e — vez, bai — ais — sez.)

I. *Au repos — mouvoir.*

Exercice important, parce qu'il faudra se mettre au repos, avant de commencer n'importe quel autre exercice.

Au commandement de : *Repos*, le corps devra prendre une position droite et fixe ; la tête haute, le regard en avant, les épaules effacées, jambe contre jambe, les talons rapprochés, les bouts des pieds écartés. Les bras pendants, le creux de la main appuyé sur les jambes.

Au commandement de : *Mouvoir*, le corps reprendra une position commode.

* **2.** Au repos) — *Hanches fixes — hanches libres.*

Pour hanches fixes, on appuiera les mains de chaque côté sur la taille, le pouce par derrière, les autres doigts en avant. Pour hanches libres, au repos.

* **3.** *Levez — baissez — levez — baissez, etc. les épaules (la droite, la gauche, les deux).*

On lèvera et on baissera alternativement l'une ou l'autre épaule ou toutes les deux, en laissant pendre les bras inertes.

---

*) Nous avons fait précéder d'un astérisque (*) ceux de ces exercices par lesquels on peut arriver graduellement à donner de la vigueur à une poitrine faible.

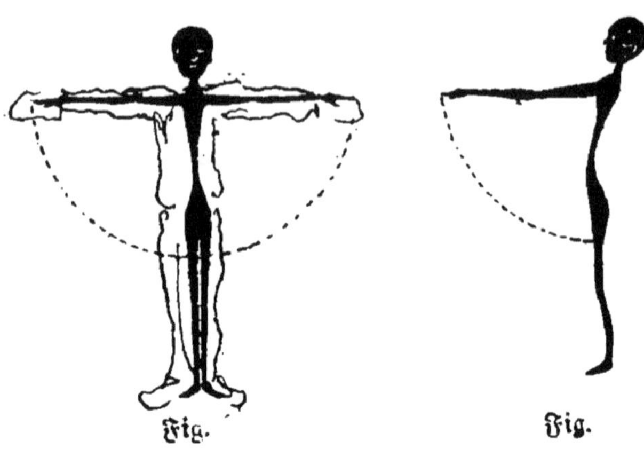

4. *Levez — baissez — levez — baissez, etc. les bras sur le côté.*

5. *Levez — baissez — levez — baissez, etc. les bras en avant.*

On tiendra les bras (comme des indicateurs) en ligne droite (le coude raide) tantôt levés, ou fixes, tantôt baissés. On s'exercera d'abord avec chaque bras alternativement, puis avec les deux, puis on alternera en levant un bras pendant qu'on baissera l'autre.

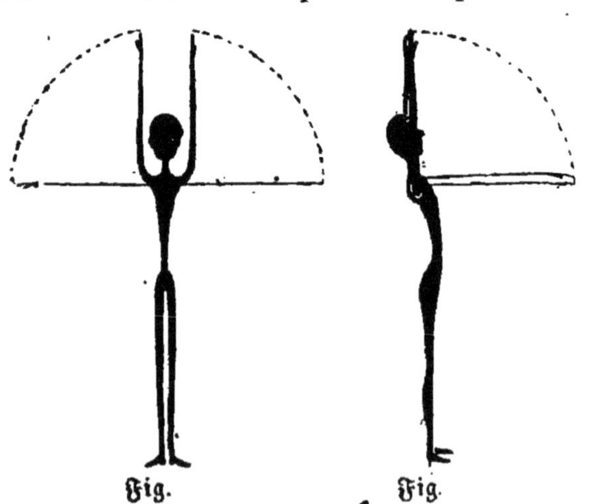

* **6**. *Levez — baissez, levez — baissez, etc. les bras sur le côté.*

7. *Levez — baissez, levez — baissez, etc. les bras en avant.*

Les bras étendus formant une ligne droite seront levés autant que possible au-dessus de la tête, maintenus et puis après baissés. D'abord l'un, puis les deux et aussi alternativement.

8. Levez les bras sur le côté (en avant). — *Fermez les doigts — ouvrez, fermez — ouvrez, fermez, ouvrez, etc.*

Les bras levés et étendus, on fermera le poing au commandement « fermez » et on écartera les doigts au commandement « ouvrez ». On pourra faire ceci plus tard souvent et rapidement.

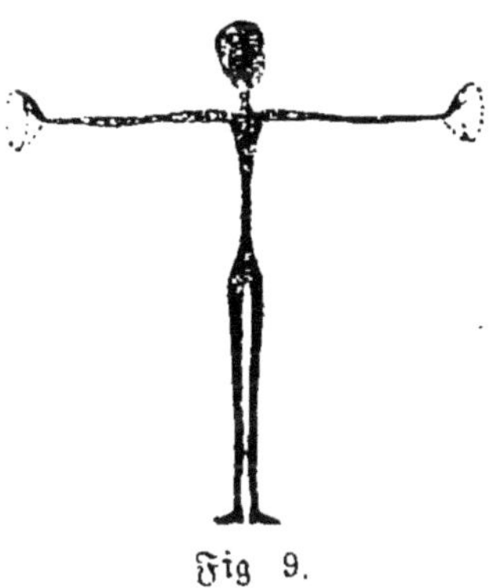
Fig 9.

9. Levez les bras sur le côté (en avant). — *Tournez les mains — halte. Baissez les mains.*

Les bras levés et étendus, on tournera les mains tenues droites sur les poignets, de façon à ce que les doigts décrivent une circonférence. De 5 à 15 fois jusqu'au commandement de « halte ».

10. Levez les bras sur le côté (en avant). — *Tournez les bras — halte. — Baissez les bras.*

Les bras levés et étendus seront tournés de façon à ce que le creux de la main vienne en haut, puis on les retournera 5 à 10 fois dans chaque sens jusqu'au commandement de « halte ».

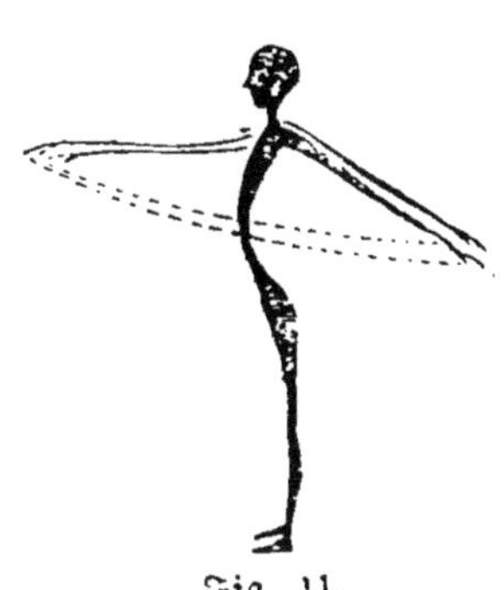
Fig. 11.

* **11**. Levez les bras sur le côté. — *Fermez les bras — ouvrez — fermez, ouvrez, etc.*

Au commandement « fermez » on rapprochera les bras étendus par un mouvement uniforme en avant, jusqu'à ce que les mains se rencontrent; au commandement « ouvrez » on rapportera les bras aussi lentement que possible loin en arrière, de façon à bien développer la poitrine.

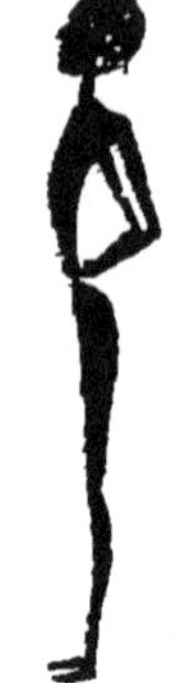
Fig. 12.

* **12.** Les hanches fixes. — *Rapprochez — éloignez, rapprochez — éloignez, etc. les coudes.*

Tandis qu'on appuiera ferme les mains contre le corps, on portera les coudes en arrière, de façon à les faire se toucher si possible. Au commandement « éloignez » on les ramènera lentement en avant.

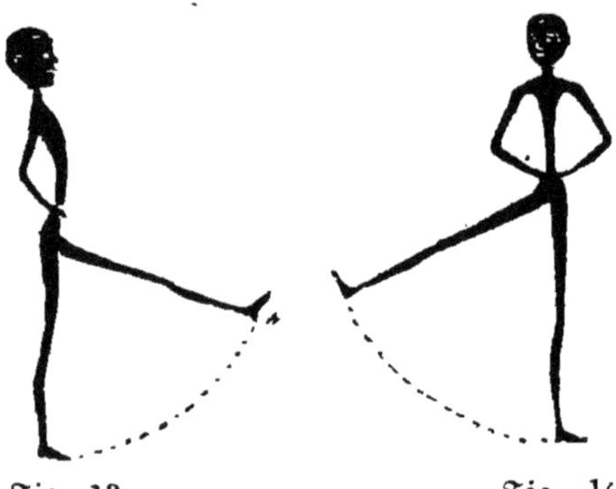
Fig. 13. Fig. 14.

13. Les hanches fixes. — *Levez en avant — baissez, etc. la jambe droite (gauche).*

14. Les hanches fixes. — *Levez de côté — baissez, etc. la jambe droite (gauche).*

15. Les hanches fixes. — *Levez en arrière — baissez, etc. la jambe droite (gauche).*

Au commandement, on lèvera la jambe dont il est fait mention, le genou raide, doucement et pas trop haut, dans la direction indiquée ; on l'abaissera ensuite

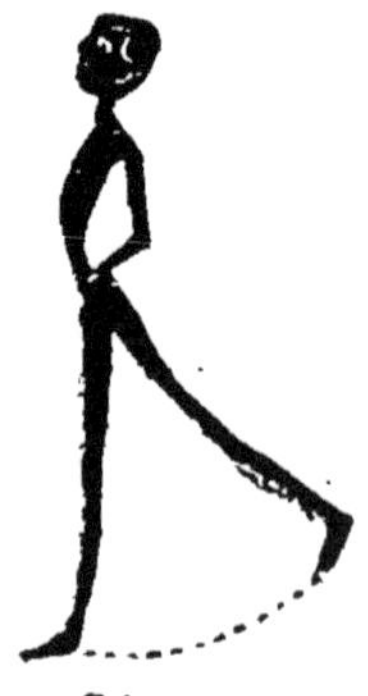
Fig. 15.

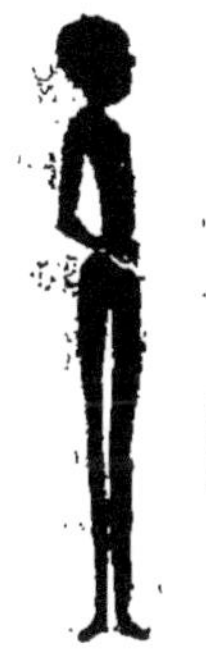
Fig. 16.

16. Les hanches fixes. — *Tournez le tronc à droite (à gauche).*

Tandis que les jambes resteront immobiles, on tournera le tronc et la tête sur leur axe propre doucement dans le sens indiqué, et on se remettra en place. Plus tard on *tournera à droite et à gauche.*

* **17.** *Respirez fortement — respirez — soufflez — respirez — soufflez — respirez — soufflez, etc.*

Au repos, *la bouche fermée*, on aspirera lentement et fortement, jusqu'à ce que la poitrine soit développée au possible, on retiendra alors un peu la respiration, et pour finir on laissera tomber la poitrine en soufflant doucement.

Les mouvements combinés des bras et des jambes exigent toujours une certaine dépense de forces, et il n'y a pas lieu de s'en occuper dans ce groupe d'exercices ; cependant quelques exercices des bras peuvent se faire en marchant.

Exemples :

Étendez les bras — trois (cinq) pas en avant (en arrière), marche.

Avec les bras bien portés en arrière, la poitrine bien en avant, on fera en mesure le nombre de pas commandés.

Levez les bras de côté ou *levez les bras en l'air* ou *éloignez les coudes, faites trois (cinq, huit) pas en avant (en arrière), marche.*

Par contre, on peut mélanger de plusieurs façons les différents exercices des mains, des bras et du tronc.

Exemples :

Étendez les bras — tournez les bras ou *arrondissez les mains.*

Levez les bras en l'air en avant — fermez les doigts — étendez les.

Levez le bras droit de côté, levez le bras gauche en l'air, arrondissez les mains.

Levez les bras de côté — tournez le tronc à droite et à gauche.

Levez les bras en l'air en avant — tournez le tronc à droite et à gauche.

Etendez les bras — respirez fortement — soufflez — respirez — soufflez.

Les hanches fixes — fermez les coudes — respirez fortement.

EXERCICES QUI EXIGENT DES EFFORTS MODÉRÉS

---

1. *Jetez les bras de côté, un — deux, un — deux, etc.*

2. *Jetez les bras en avant, un — deux, un — deux, etc.*

Au commandement « un » on lancera les bras (les coudes libres, non tenus raides) avec force, aussi haut que possible dans la direction indiquée, et à « deux » on les ramènera en place.

3. *Serrez et étendez les bras, un — deux, un — deux, etc.*

L'exercice déjà connu, avec une exécution plus rapide.

4. Etendez les bras en avant — *Tournez les bras — halte.* Baissez les bras.

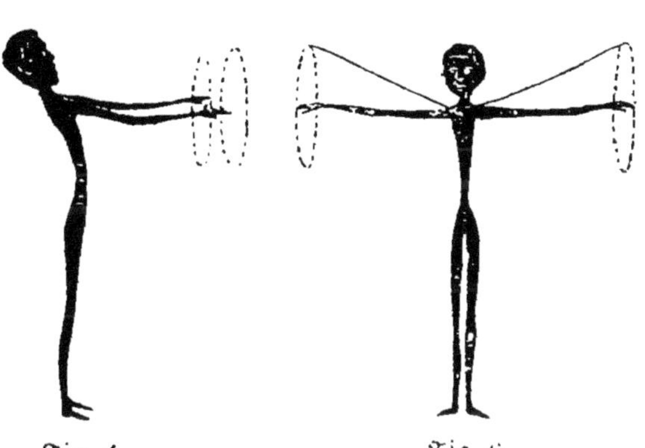

Fig. 4. Fig. 6.

* **5**. Levez les bras de côté — *Tournez les bras — halte.*

* **6**. Ecartez les bras — *Tournez les bras — halte.*

7. Levez les bras en l'air en avant — *Tournez les bras — halte.*

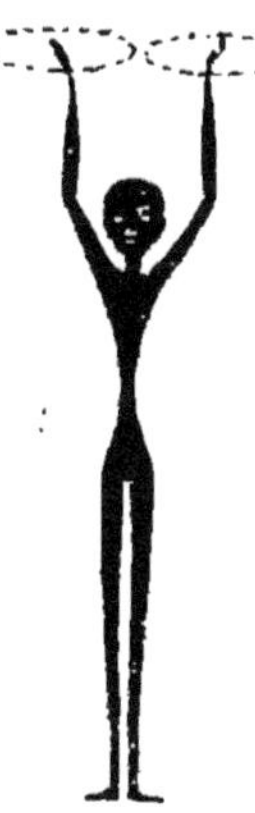

Fig. 7.

Dans la position indiquée, on tournera les bras *étendus* dans la jointure de l'épaule, de façon à ce que les mains décrivent une circonférence ; d'abord une petite, puis une plus grande, jusqu'à ce qu'on dise « halte ». On s'exercera d'abord avec chacun des bras isolément, puis avec les deux simultanément, et enfin aussi avec chaque bras dans une autre position, par exemple : levez le bras droit de côté, levez le bras gauche en l'air, tournez les bras.

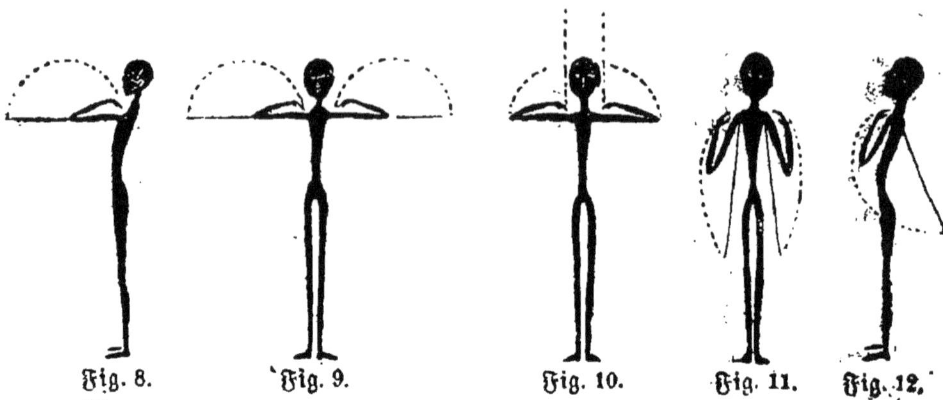
Fig. 8. Fig. 9. Fig. 10. Fig. 11. Fig. 12.

* **8**. *Pliez les bras et tendez-les en avant, — un — deux — un — deux, etc.*

* **9**. *Pliez les bras et étendez-les de côté, un — deux, un — deux.*

* **10**. *Pliez les bras et étendez-les en l'air, un — deux, un — deux.*

* **11**. *Pliez les bras et étendez-les en bas, un — deux, un — deux.*

* **12**. *Pliez les bras et étendez-les en arrière, un — deux, un — deux.*

Au commandement de « pliez » on couchera les bras, déjà levés sur le côté, sur les coudes, de façon à ce que le bout des doigts touche presque les épaules; et au commandement « pliez (deux) » on les lancera avec une force modérée dans la direction indiquée, de façon à ce que le bras forme de nouveau une ligne droite. Pas trop vite. On exercera d'abord chaque bras isolément, puis les deux en même temps. Ceux qui seront plus exercés pourront s'étendre dans les différents sens, par exemple : le bras droit en avant, bras gauche étendu en l'air.

13. *Les bras de côté, en l'air, en bas — pliez et étendez, un — deux — trois — quatre, un — deux — trois — quatre.*

L'exercice précédent, de façon à ce que les extensions dans les directions commandées se suivent dans l'ordre.

14. Les hanches fixes. — *Levez les orteils — baissez, levez — baissez, etc.*

Les talons rapprochés et serrés, on devra lever les orteils le plus haut possible et les rebaisser. Doucement ; plus tard rapidement.

15. Les hanches fixes. — *Levez les talons — baissez, levez — baissez, etc.*

Les talons serrés et rapprochés seront soulevés en l'air de façon à se tenir debout sur les orteils (tenue sur les orteils), et on les baissera doucement. S'exercer d'abord lentement, plus tard on pourra exécuter le soulèvement des talons avec rapidité, sans que pendant ce temps les talons touchent à terre (sautiller).

De plus : *Dans la tenue sur les orteils, — trois (5, 8) pas en avant, en arrière — marche.*

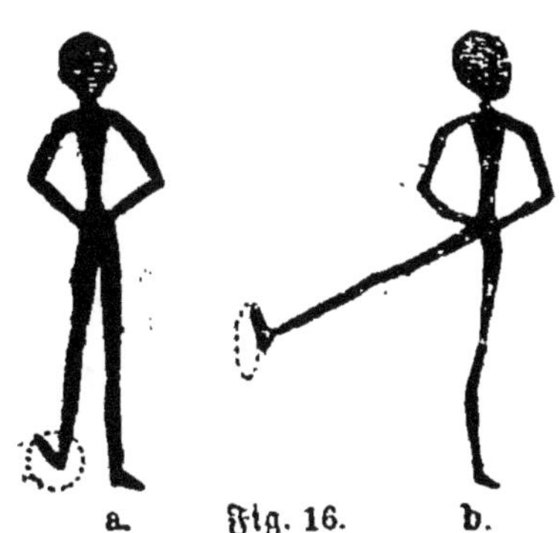

Fig. 16.

16. Levez la jambe droite (gauche). — *Tournez la jambe — halte.*

Le pied de la jambe levée et tendue en avant ou de côté sera tourné dans la jointure du pied, de façon à ce que les orteils décrivent une circonférence. Tourner jusqu'à ce qu'on dise « halte ».

17. Levez en avant la jambe droite (gauche), — *tournez la jambe — halte.*

La jambe levée raisonnablement et étendue sera tournée sur la jointure de la hanche, de façon à ce que la pointe du pied soit dirigée autant que possible en dehors, et après on la ramènera. Le genou raide ! Doucement !

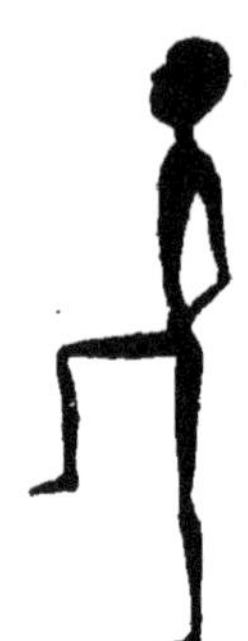
Fig. 18.

18. *Levez et baissez le genou : le droit — le gauche — le droit — le gauche, etc.*

On lèvera le genou en laissant pendre le bas de la jambe jusqu'à ce que la cuisse forme un angle droit avec le corps, — quand on dira « baissez » on reposera la jambe.

D'abord on exercera chaque genou séparément, ainsi : levez — baissez le genou droit — levez — baissez.

† **19.** *Levez — étendez — baissez le genou droit (gauche). — Levez — étendez — baissez, etc.*

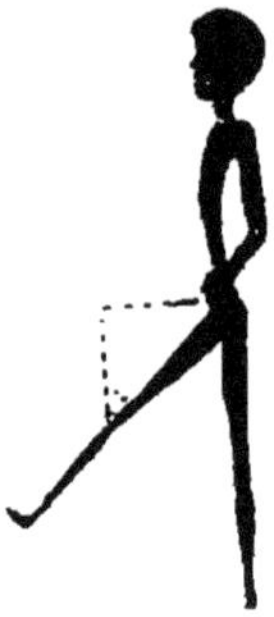

Sur l'ordre « levez » on lèvera le genou (en laissant pendre le bas de la jambe) ; sur l'ordre « étendez » on lèvera aussi le bas de la jambe, de façon qu'étant étendue elle forme une ligne droite ; et sur l'ordre « baissez » la jambe sera mise au repos.

Fig. 19.

On exercera d'abord chaque jambe plusieurs fois isolément, puis on alternera la droite et la gauche.

20. Levez les bras en l'air en avant. — *Penchez le tronc à droite (à gauche) — en place — penchez, en place — penchez, etc.*

Les jambes resteront immobiles, tandis qu'on penchera

---

† Nous avons marqué d'une croix (†) ceux de ces exercices qui sont le plus appropriés aux personnes affligées d'une digestion paresseuse, d'hémorroïdes, d'embonpoint, etc.

doucement le tronc du côté indiqué et qu'on le ramènera à sa place sur l'ordre donné.

Plus tard : Penchez le tronc à droite et à gauche. Par là on entend que le tronc ira d'une position à l'autre sans s'arrêter en place.

On doit aussi ne recommander pour ce groupe que des mouvements combinés dans le sens où l'action des bras peut coïncider avec celle des diverses positions des jambes, et où les exercices des jambes peuvent s'exécuter avec les diverses positions des bras. Les mouvements simultanés des bras et des jambes doivent être considérés comme étant encore trop difficiles.

Levez les talons — dans la tenue sur les orteils, —tournez les bras de côté.

Levez le genou droit — pliez et étendez les bras en avant.

Levez le genou gauche — fermez les bras et étendez-les.

Etendez les bras — levez et baissez les talons.

Levez les bras en l'air — tournez le pied à droite.

Levez les bras de côté — tournez la jambe à gauche.

Levez les bras en avant — levez le genou droit — étendez — baissez.

Levez les talons — levez les bras de côté — penchez le tronc à droite et à gauche.

EXERCICES POUR LES PERSONNES FORTES

1. *Jetez les bras de côté — un — un — un, etc.*
2. *Jetez les bras en avant — un — un — un, etc.*
3. *Jetez les bras en dehors — un — un — un, etc.*

4. *Jetez les bras en bas — un — un — un, etc.*
5. *Jetez les bras en arrière — un — un — un, etc.*

On lancera avec vigueur le poing fermé dans la direction indiquée, comme si on voulait atteindre un but, puis on pliera le bras de suite, pour pouvoir répéter le coup rapidement.

On exercera d'abord chaque bras seul, puis les deux dans la même direction; puis en même temps dans les diverses directions.

6. *Jetez les bras de côté — en avant — en l'air — en bas — un — deux — trois — quatre, etc.*

Se comprend par l'exercice précédent.

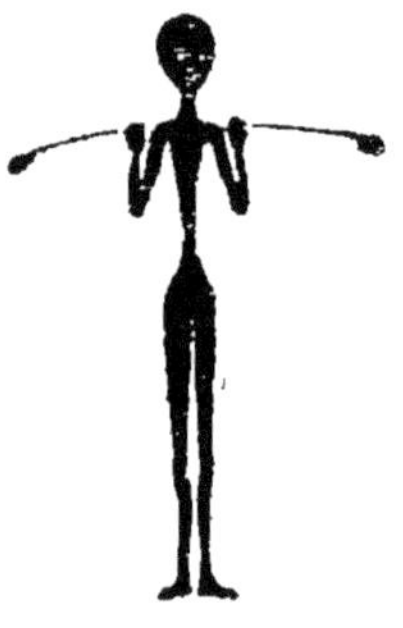
Fig. 7.

7. *Tournez et jetez les bras de côté — un — un — un, etc.*

Pendant le coup, on tournera le bras de façon que le poing décrive un demi-cercle et que le pouce soit tourné en bas.

8. *Levez les bras en tournant — baissez-les, etc.*

Les bras pendants au repos commenceront à tourner, et (*en s'étendant*) décriront des cercles grandissants en s'élevant au-dessus de la tête ; sur l'ordre « baissez » les bras retourneront de la même façon à leur position primitive.

† **9**. *Levez — baissez le genou droit (gauche), levez — baissez, etc.*

Le genou indiqué sera levé assez haut pour former avec le corps un angle aigu, on laissera pendre le bas de la jambe; sur l'ordre « baissez » on reposera fortement la jambe.

Plus tard : *Levez le genou en l'air — droit — gauche — droit — gauche, etc.*

10. *Balancez la jambe droite (gauche) en avant et en arrière — un — deux, etc.*

Au commandement « un » on enverra en avant aussi haut que possible la jambe indiquée (non étendue, mais le genou libre); à « deux » l'envoyer de cette position autant que possible en arrière et ainsi de suite.

Celui qui n'est pas exercé pourra être autorisé au commencement à se tenir d'une main à une chaise ou à une table.

† **11.** Levez la jambe droite (gauche) sur le côté, — *tournez la jambe — halte.*

La jambe indiquée sera levée sur le côté et alors (toujours tendue) tournée à la jointure des hanches, de façon que tout le pied trace une circonférence aussi grande que possible. On commencera par décrire des petits cercles.

† **12.** Levez les talons, — *pliez le genou — étendez-le — pliez — étendez, etc.*

Dans la tenue sur les orteils très rapprochés on se baissera lentement, en pliant *doucement* le genou, jusqu'à ce que le corps se trouve dans la position assise ; sur l'ordre « étendez » on se relèvera tout aussi *doucement.*

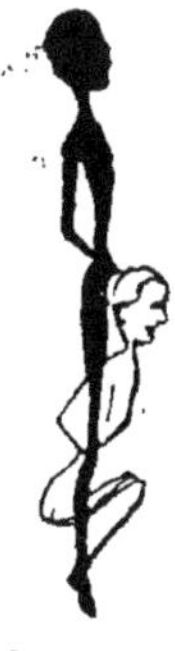

Fig. 12.

† **13.** Les bras levés en l'air en avant, — *pliez le tronc en avant — redressez, etc.*

14. Levez les bras en l'air en avant, — *pliez le corps en arrière — étendez, etc.*

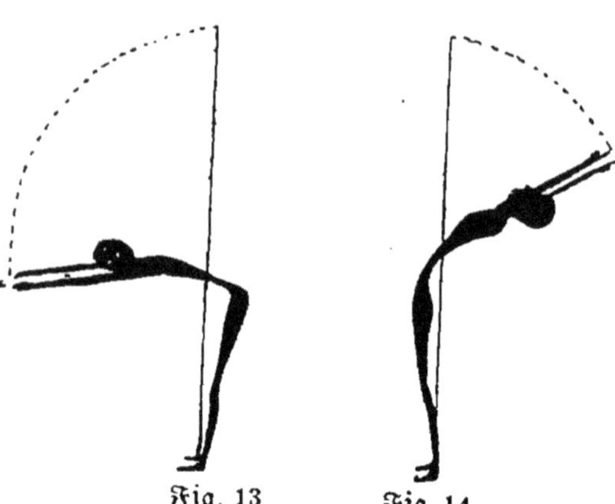

Fig. 13. Fig. 14.

Les bras levés en l'air on penchera la tête et le tronc, les bras toujours parallèles à la tête, aussi doucement qu'on le pourra, aussi loin que possible en avant, ou en arrière ; sur l'ordre « redressez », on se mettra lentement en place. Les jambes resteront immobiles.

Après un peu d'exercice on réunira les deux mouvements, de façon qu'après s'être penché d'un côté, on se penchera de suite de l'autre.

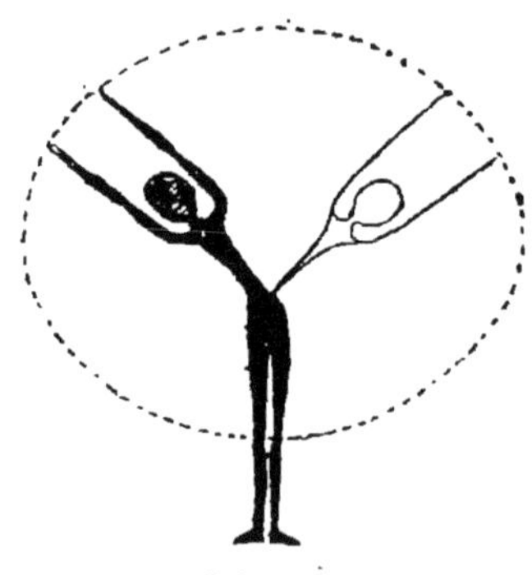

Fig. 15.

15. Levez les bras en avant, — *le tronc tourné — halte.*

Avec les bras levés haut en l'air, on penchera le corps en avant, on le tournera toujours incliné à droite, on le relèvera, on penchera le corps à gauche, on le tournera devant et on le remettra droit. La tête et le tronc devront toujours rester en ligne droite.

† **16.** Les hanches fixes, — *courir sur place, un — deux, etc.*

Sans quitter sa place, on fera le simulacre de courir. Pas trop vite — la tête haute — le regard en avant.

Exercices combinés : Pour les personnes qui se sont exercées graduellement et à fond, il y a de nombreuses combinaisons à faire; voici quelques exemples :

Tournez les bras de côté — tournez la jambe droite.

Levez les bras en avant — balancez la jambe gauche.

Penchez le corps en avant — jetez les bras en avant.

Levez la jambe droite en avant — pliez le genou gauche.

Levez les talons — penchez le corps en arrière — tournez les bras sur les côtés.

Marchez en avant en levant les genoux (comme pour monter un escalier).

ATTESTATIONS

27 janvier 1887. — 22, rue Notre-Dame-de-Lorette.

Monsieur, comme tous les médecins qui s'occupent des maladies chroniques, j'attache une très grande importance à la gymnastique comme moyen de les guérir ou de les prévenir. Je pense donc que c'est faire une œuvre utile que de vulgariser les exercices de gymnastique susceptibles d'être exécutés par chacun sans direction ni appareils. Le manuscrit que vous m'avez communiqué me paraît propre à cette vulgarisation. Sa publication ne peut qu'être bien accueillie.

Veuillez agréer, Monsieur, mes civilités empressées.

Dr M. VIGOUROUX.

CERTIFICAT

Je soussigné, Docteur en médecine de la Faculté de Paris, inspecteur général du service sanitaire de l'armée roumaine, certifie que souffrant de douleurs sciatiques, je me suis adressé à M. Ivanoff qui m'a offert de me faire des massages selon sa méthode.

Après quelques heures de gymnastique et de massage les douleurs ont entièrement disparu.

Je donne ce certificat avec plaisir à M. Ivanoff, car il est évident pour moi que sa méthode est excellente.

Signé : DAVILA.

Je soussigné, chirurgien de l'hôpital Tenon, professeur agrégé de la Faculté de médecine de Paris, certifie que M. Alexandre Ivanoff a été employé pendant un mois à donner des soins aux malades de mon service.

Pendant ce temps, j'ai assisté très fréquemment aux séances de massage et de gymnastique dans lesquelles il a développé devant moi sa méthode de traitement, et je déclare avoir été pleinement satisfait par son adresse et son savoir et par les résultats favorables qu'il a obtenus.

Voici l'énumération des principaux malades auxquels il a donné ses soins :

SALLE MONTYON ET SEYMOUR

1° Roideur du genou et de la hanche, consécutive à une fracture du fémur, traitée deux mois par extension continue chez un vieillard de soixante-neuf ans : *Amélioration notable* ;

2° Roideur de l'articulation tibio-tarsienne consécutive à une fracture bimalléolaire : *Disparition complète de cette roideur par le massage en quelques jours ;*

3° Entorse médio-tarsienne : *Guérison en quelques jours par le massage ;*

4° Entorse du poignet : *Guérison en quelques jours par le massage ;*

5° Roideurs du poignet et des doigts, consécutives à une ancienne fracture du radius : *Amélioration très notable et guérison presque complète par le massage ;*

6° Valgus douloureux double (tarsalgie des adolescents). Quoique ce malade n'ait été que *quelques jours* en traitement, j'ai été étonné de la correction de l'attitude vicieuse et du rétablissement des fonctions que j'ai observés après chaque séance de massage et de gymnastique.

SALLE DELESSERT

7° Roideur due à des adhérences fibreuses consécutives à une arthrite blennorrhagique du genou. Dans ce cas, où la friction brusque avec chloroforme et tous les moyens de traitement avaient échoué, le traitement de M. Ivanoff a amené *une amélioration des plus notables* des mouvements de flexion et de la marche ;

8° Arthrite chronique du genou avec roideur presque totale : *guérison presque complète* et restauration des mouvements en quelques séances.

Je puis donc affirmer que j'ai été pleinement satisfait des résultats que M. Alexandre Ivanoff a obtenus dans mon service par sa méthode.

Paris, 25 mai 1886.

Paul Berger,
Professeur agrégé de la Faculté de Paris, 4, rue du Bac.

Cachet de l'Assistance publique —

Vu : Le Directeur,
Lanfranschi.

Vu pour certification matérielle de la signature des sieurs Berger et Lanfranschi.

Paris, le 27 mai 1886.

Le commissaire de police.

Je sousigné, docteur en médecine de la Faculté de Paris, domicilié avenue des Gobelins, n° 67, certifie avoir reçu de M. Alexandre Ivanoff, maître de massage, les soins que nécessitait une arthrite rhumatismale du poignet gauche.

Après quatre séances, faites d'après la méthode de

M. Ivanoff, je me suis senti complétement soulagé, et je crois de mon devoir de lui en témoigner ici toute ma gratitude.

Paris, 17 avril 1886.

Dr Ollier.

Certificat médical

Il est, par les présentes, certifié à M. le professeur A. J. Ivanoff, qu'il a employé ici, chez plusieurs malades, son système suédois de massage et de gymnastique médicale, et que j'ai eu occasion d'observer dans ces cas l'adresse et l'habileté technique de M. le professeur Ivanoff, ainsi que ses procédés basés et exécutés suivant les principes essentiellement anatomiques.

Oravitza, le 29 août 1883.

Signé : Dr Kallay.

La signature ci-dessus apposée, du médecin du district et médecin supérieur du Comitat, Dr E. Kallay, est, par les présentes, certifiée.

Oravitza, 1er septembre 1883.

Signé : (illisible).

Je confirme, dans tout son contenu, le dire de M. le Dr Kallay.

Morilla, le 2 septembre 1883.

Signé : Dr Uzfaly.

Certificat médical

Le soussigné, docteur en médecine, certifie par les présentes que le professeur A. J. Ivanoff a, pendant son séjour à Roman, guéri par son système de massage, exécuté d'une manière correcte, et basé sur les principes de l'anatomie et de la gymnastique médicale, un grand nombre de maladies rhumatismales et arthritiques articulaires, ayant un caractère chronique, ainsi que quelques névralgies ayant résisté à tout traitement médical et chirurgi cal, et que les résultats obtenus étaient généralement très satisfaisants et quelquefois même surprenants.

Le soussigné, ayant lui-même adressé audit professeur plusieurs malades, souffrant d'inflammations invétérées des articulations du genou ou de la cuisse d'un caractère scrofuleux, et qui étaient compliquées d'ankylose et d'une déviation cyphosique ou scoliotique de la colonne vertébrale, pour être soumis par lui au traitement par le massage et par la gymnastique d'hygiène, il a eu très souvent l'occasion d'observer par lui-même et d'examiner, au point de vue médical, cette méthode excellente de traitement, et il se croit, par conséquent, en droit de mentionner avec louanges, l'adresse technique que le professeur Ivanoff y manifeste.

Roman, le 30 mai 1885.

Signé : Dr RABENER,
Chirurgien-major impérial et royal
et médecin du chemin de fer.

N° 918. Vice-consulat impérial et royal, à Roman.

Vu pour légalisation de la signature ci-dessus apposée du Dr Rabener, chirurgien-major impérial et royal de régiment.

Roman, le 11 juin 1885.

Le vice-consul impérial et royal,
Signé : Baron D'ALBON.

Je certifie par les présentes volontiers à M. le professeur Ivanoff que par ses connaissances anatomiques de la main de l'homme, connaissances fortifiées par l'étude et l'expérience, il a amené dans l'espace de quelques heures une amélioration essentielle dans mon écriture, qui était dérangée et tremblante.

Odessa, le 14[26 février 1873.

Signé : Dr MARKERT, assesseur royal.

Je certifie ce qui précède.

Signé : Dr Reich.

Moi aussi je puis certifier ce qui précède.

Odessa, le 25 mars 1873.

Signé : Louis RENNER.
J. SCHMIT, ingénieur.
A. BERGER, assesseur royal.

Moi aussi je puis certifier ce qui précède.

Odessa, 14 avril 1873.

Signé : F. THEURER.

Ce qui précède est confirmé avec plaisir.

Signé : Dr LOCOLOVSKI.

Constaté avec plaisir.

Signé : Dr L. MEDANICHT.

Signé : N. LACHCOW, Louis SCHUMBRODT, I. KUKSEN, Ladislas RIBATOVSKY, Dr GUSSMANN, Dr Henri BLAU, Dr J. POLLAK.

Confirmé.

Signé : W. MAGER.

Confirmé.

Signé : I. M. WŒTTERLE.
J. HEWKYER, M. Dr ODEAKOW.

Suit la signature du Maître de Police d'Odessa.

Ce 13/25 juin 1882.

Monsieur le Professeur Ivanoff est arrivé, après plusieurs mois de massage, à un résultat fort satisfaisant et merveilleux, pour une cure entreprise concernant un pied souffrant de longue date de rhumatismes avec complications.

Lucie DE GHYKA.
Demoiselle d'honneur de S. M.
la Reine de Roumanie.

Galatz, 19 juillet 1881.

Le soussigné certifie que M. le professeur Ivanoff a donné un cours propre et pratique de Gymnastique esthétique suédoise au Pensionnat des Dames de Sion, à Galatz, à la satisfaction de toutes les élèves.

Dr S. CASSANIER.
Médecin audit Pensionnat.

Galatz, 19 juillet 1881.

Le soussigné certfie que M. le professeur Ivanoff a donné un cours propre et pratique de Gymnastique esthétique (hygiène suédoise) au pensionnat des Dames de Sion, à Galatz, à la satisfaction de toutes les élèves.

Fr. DANIEL PRITRATANO.
Curé catholique.

Samuel Braslavski, Jean Banach et Saveliç Gridenco, du corps des Pompiers de la ville d'Odessa ont fait des exercices gymnastiques sous la direction de M. le professeur Alexandre Ivanoff pendant trois mois ; après ce laps de temps ils ont été reconnus tellement versés dans l'art de la gymnastique, qu'ils ont été chargés de l'enseignement de la gymnastique dans les corps de Pompiers d'Odessa.

Odessa le 9 avril 1874.

Le préfet politique
Signé : Colonel Minciachi

Suivant légalisation notariale, datée d'Odessa le 2 septembre 1876. la copie qui précède est conforme à son original.

Le consul Impérial russe à Iassy certifie que la présente traduction est conforme à l'original.

Perçu un droit de 4 francs

Iassy le 7 avril 1880.

Le Gérant du Consulat
Gentilhomme de la Cour de Sa Majesté impériale,
Signé : KAIVRDNOW.

Nous n'insérons qu'une partie des attestations que nous avons reçues, craignant de fatiguer nos lecteurs par la quantité considérable des nombreux documents que nous avons en notre possession.

FIN.

PARIS. — IMP. CHARLES SCHLAEBER, 257, RUE SAINT-HONORÉ.

www.ingramcontent.com/pod-product-compliance
Ingram Content Group UK Ltd.
Pitfield, Milton Keynes, MK11 3LW, UK
UKHW012305240726
13966UKWH00004B/1655

9 782013 086080